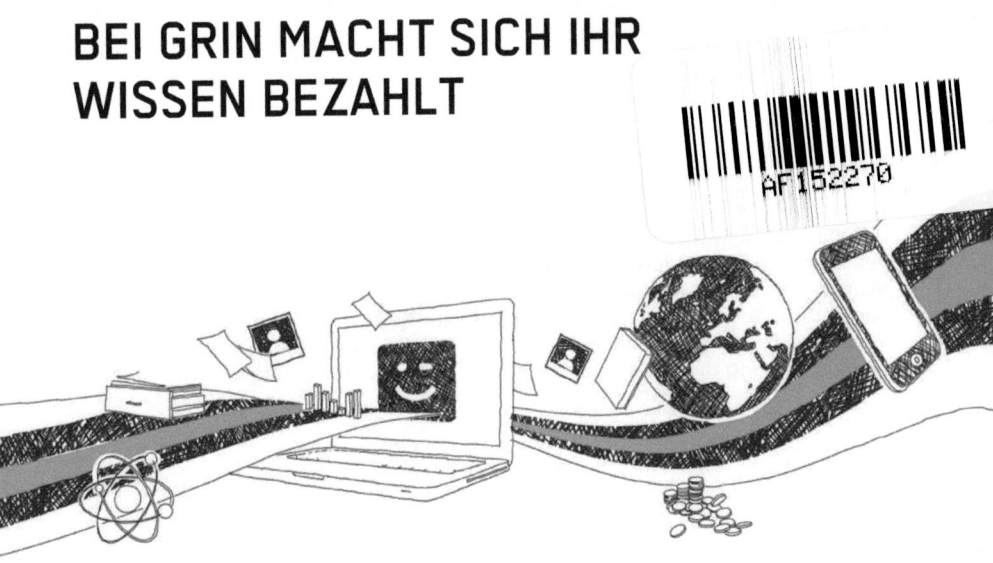
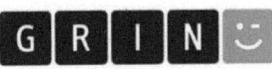

Bibliografische Information der Deutschen Nationalbibliothek:

Die Deutsche Bibliothek verzeichnet diese Publikation in der Deutschen National-
bibliografie; detaillierte bibliografische Daten sind im Internet über http://dnb.d-
nb.de/ abrufbar.

Dieses Werk sowie alle darin enthaltenen einzelnen Beiträge und Abbildungen
sind urheberrechtlich geschützt. Jede Verwertung, die nicht ausdrücklich vom
Urheberrechtsschutz zugelassen ist, bedarf der vorherigen Zustimmung des Verla-
ges. Das gilt insbesondere für Vervielfältigungen, Bearbeitungen, Übersetzungen,
Mikroverfilmungen, Auswertungen durch Datenbanken und für die Einspeicherung
und Verarbeitung in elektronische Systeme. Alle Rechte, auch die des auszugsweisen
Nachdrucks, der fotomechanischen Wiedergabe (einschließlich Mikrokopie) sowie
der Auswertung durch Datenbanken oder ähnliche Einrichtungen, vorbehalten.

Impressum:

Copyright © 2009 GRIN Verlag, Open Publishing GmbH
Druck und Bindung: Books on Demand GmbH, Norderstedt Germany
ISBN: 9783640484508

Dieses Buch bei GRIN:

http://www.grin.com/de/e-book/138851/zur-gesundheitssituation-von-kindern-und-
jugendlichen

Frank Gotsmann

Zur Gesundheitssituation von Kindern und Jugendlichen

Ergebnisse der Epidemiologie und Gesundheitsberichterstattung

GRIN Verlag

GRIN - Your knowledge has value

Der GRIN Verlag publiziert seit 1998 wissenschaftliche Arbeiten von Studenten, Hochschullehrern und anderen Akademikern als eBook und gedrucktes Buch. Die Verlagswebsite www.grin.com ist die ideale Plattform zur Veröffentlichung von Hausarbeiten, Abschlussarbeiten, wissenschaftlichen Aufsätzen, Dissertationen und Fachbüchern.

Besuchen Sie uns im Internet:

http://www.grin.com/

http://www.facebook.com/grincom

http://www.twitter.com/grin_com

Hamburger Fern-Hochschule

Studiengang Pflegemanagement

Studienzentrum Bonn

Studienfach Gesundheitswissenschaft

PM-GEW-P12-090829

Hausarbeit zum Themenkomplex

Zur Gesundheitssituation von Kindern und Jugendlichen

Ergebnisse der Epidemiologie und Gesundheitsberichterstattung

Herbstsemester 2009

von

Frank Gotsmann

Abgabedatum: 29.08.2009

Inhaltsverzeichnis

1	**Abbildungs- und Tabellenverzeichnis**	**3**
2	**Abgrenzung der Themenstellung**	**5**
3	**Epidemiologie**	**6**
	3.1 Definition der Epidemiologie	6
	3.2 Abgrenzung und Aufgaben der Sozial -Epidemiologie	7
	3.3 Anwendungsgebiete der Epidemiologie	8
	3.3.1 Deskriptive Epidemiologie	8
	3.3.2 Analytische Epidemiologie	9
4	**Gesundheitsberichterstattung (GBE)**	**9**
	4.1 Aufgaben der GBE	9
	4.2 Bedeutung der Epidemiologie für die GBE	10
5	**Soziale und gesundheitliche Ungleichheit**	**10**
	5.1 Gesundheitliche Ungleichheit	10
	5.2 Soziale Ungleichheit	11
	5.3 Zusammenhang zwischen sozialer und gesundheitlicher Ungleichheit	11
6	**Armut von Kindern und Jugendlichen in Deutschland**	**12**
	6.1 Mortalität	12
	6.2 Morbidität	12
	6.2.1 Zahn- und Mundhygiene	13
	6.2.2 Subjektive Gesundheit und Beschwerden	14
	6.2.3 Umwelt und Unfallgefahren	15
	6.3 Gesundheitsverhalten	16
	6.3.1 Bildung	17
	6.3.2 Alkohol und Zigaretten	18
	6.3.3 Ernährung	19
7	**Fazit**	**19**
8	**Quellenverzeichnis**	**22**

1   Abbildungs- und Tabellenverzeichnis

Seite

Abb. 1:   Modell zur Erklärung gesundheitlicher Ungleichheit, modifiziert nach Elkeles und Mielck [1997] in (Bolte 2000: 4).   12

Abb. 2:   Mögliche Einflussbeziehungen zwischen Armut und Krankheit im Kindes- und Jugendalter. Quelle: Mielck 2001: 252).   20

Tab. 1:   Armutsrisiko nach Altersgruppen 1992 - 2002. Quelle: (Sozio-oekonomisches Panel (SOEP) zitiert nach Klocke/ Lampert 2005: 9).   5

Tab. 2:   Tabelle 2: Kariesbefall bei 12-Jährigen Jungen und Mädchen nach besuchter Schulform, Angaben in Prozent. Quelle: Deutsche Mundgesundheitsstudie 1997, zitiert nach Klocke/ Lampert 2005: 13).   14

Tab. 3:   Gesundheitsprobleme von 11- bis 15-Jährigen Jugendlichen nach Armutsbetroffenheit, Angaben in Prozent (gerundet). Quelle: (HBSC-Studie 2002; Daten für NRW, Hessen, Sachsen und Berlin (N=5.650), zitiert nach Klocke/ Lampert 2005: 14).   15

Tab. 4:   Schwerwiegende Unfälle bei Kindern bis zur Einschulung 1998 - 2000. Angaben in Prozent. Quelle: Brandenburger Einschulungsuntersuchung 1998 - 2000, zitiert nach Ellsäßer et al. 2002: 253).   16

Seite

Tab. 5:   Gesundheitsverhalten von 11- bis 15-Jährigen
          Jugendlichen nach Armutsbetroffenheit, Angaben in
          Prozent (gerundet). Quelle: (HBSC-Studie 2002; Daten
          für NRW, Hessen, Sachsen und Berlin (N=5.650),
          zitiert nach Klocke/ Lampert 2005: 15).   18

2   Abgrenzung der Themenstellung

In der Bundesrepublik Deutschland gehört das Sozialstaatsprinzip zur Grundlage der Verfassungsordnung. Im Grundgesetz heißt es: "Die Bundesrepublik Deutschland ist ein demokratischer und sozialer Bundesstaat" (Art. 20 Absatz 1 GG). Folglich ist Deutschland ein Sozialstaat. Aber was genau bedeutet Sozialstaat eigentlich? Das Handwörterbuch des politischen Systems der Bundesrepublik Deutschland beschreibt den Sozialstaat wie folgt: "Sozialstaat bezeichnet zugleich die Ausrichtung staatlichen Handelns auf die Herstellung sozialer Gerechtigkeit und sozialer Sicherheit, auf die Sicherung eines sozialen Existenzminimums für alle sowie die Milderung der ökonomischen Ungleichverteilung und der sozialen (Klassen-, Schichten-, Gruppen-) Gegensätze" (Nullmeier 2003: 568-569).

Armutsrisiko	1992		1994		1996		1998		2000		2002	
	West	Ost	West	Ost	West	Ost	West	Ost	West	Ost	West	Ost
Äquivalenzeinkommen (Median, in €)[a]	938	586	1.005	761	1.057	851	1.073	885	1.148	933	1.215	1.002
Armutsrisikogrenze (in €)[b]	563	352	603	457	634	511	644	531	689	560	729	601
Armutsrisikoquoten (in %)												
0 bis 6 Jahre	12,0	14,0	11,5	19,0	11,6	14,8	16,0	14,3	14,5	20,1	13,0	14,7
7 bis 14 Jahre	13,8	8,9	13,3	11,1	12,7	11,2	10,9	9,8	13,1	13,5	13,6	17,1
15 bis 17 Jahre	16,3	10,9	14,4	11,9	17,8	12,7	18,8	11,0	16,7	15,1	20,2	16,4
18 bis 64 Jahre	9,7	7,8	9,8	9,2	11,3	9,6	11,5	8,6	11,1	8,9	11,3	12,9
65 Jahre und älter	13,4	9,7	10,0	6,7	10,6	6,9	11,4	1,4	11,0	4,6	13,6	5,2
Gesamt	11,0	8,8	10,4	9,8	11,6	9,8	12,0	9,3	11,7	9,3	12,3	12,0

[a] Berechnet nach den Regelsatzproportionen der neuen OECD-Skala
[b] Schwellenwert zur Abgrenzung des Armutsrisikos bei 60% des mittleren Nettoäquivalenzeinkommen (Median)

Tabelle 1: Armutsrisiko nach Altersgruppen 1992 - 2002. Quelle: (Sozio-oekonomisches Panel (SOEP) zitiert nach Klocke/ Lampert 2005: 9).

Dieses Ziel hat Deutschland bislang nicht erreicht. Ganz im Gegenteil, die
Schere zwischen Reichen und Armen geht immer weiter auseinander.
Die ökonomische Ungleichverteilung macht sich in Deutschland vor allem
bei den Kindern und Jugendlichen bemerkbar. „Kinder und Jugendliche
stellen in Deutschland mittlerweile diejenige Altersgruppe dar, die am
häufigsten von Armut bedroht ist" (Klocke/ Lampert 2005: Abstract).
Wie *Tabelle 1* zeigt, leben Kinder und Jugendliche überproportional häufig
in Haushalten, die einem Armutsrisiko ausgesetzt sind. (vgl. Klocke/
Lampert 2005: 9). Inwieweit diese soziale Ungleichheit Einfluss auf den
Gesundheitszustand der Kinder und Jugendlichen hat, soll die vorliegende
Arbeit näher beleuchten.

3   Epidemiologie

Im folgendem wird die Epidemiologie als „eines der wichtigsten
´Handwerkszeuge´ der Gesundheitswissenschaften .. „ näher erklärt
(Brand et al. 2006: 256). Außerdem wird die Bedeutung der Epidemiologie
für die Gesundheitsberichterstattung aufgezeigt.

3.1   Definition der Epidemiologie

Wörtlich übersetzt bedeutet Epidemiologie: „... die Lehre davon, ´was auf
dem Volk liegt´" (Kuhn 2004: 4). Die klassische internationale Definition
von Epidemiologie, die sich in den meisten Lehrbüchern findet lautet:
„The study of the occurrence and distribution of health-related states or
events in specified populations, including the study of the determinants
influencing such states, and the application of this knowledge to control
health problems" (Porta 2008: 81). Diese klassische Definition entspricht
nicht mehr den modernen Anforderungen an epidemiologische Forschung,
weil sie sich zu stark auf die medizinische Profession fokussiert.
Mittlerweile bedienen sich auch andere wissenschaftliche Disziplinen
epidemiologischer Forschung. Eine moderne Formulierung kann wie folgt
lauten: „Epidemiologie ist die Bearbeitung von Fragen aus dem Bereich

der Medizin, der Gesundheitssystemforschung und der Gesundheitswissenschaften mit Methoden der empirischen Sozialforschung und der
Statistik" (Brand et al. 2006: 257). „Die moderne Sozial-Epidemiologie ist
in steigendem Maße auf die Verwendung sozialwissenschaftlicher
Methoden und Instrumente angewiesen" (Atteslander 2001: 264).

3.2   Abgrenzung und Aufgaben der Sozial-Epidemiologie

Für die klassische Epidemiologie „... lassen sich die wichtigsten Ziele und
Inhalte epidemiologischer Forschung [wie folgt] formulieren:

- Identifikation von Risikofaktoren und Ursachen von Krankheiten
  (Krankheitsätiologie) bzw. Identifikation von gesundheitsförderlichen
  (salutogenen) Faktoren

- Erklärung von geographischen/ regionalen Unterschieden und von zeit-
  lichen Veränderungen in der Häufigkeit bestimmter Erkrankungen

- Beschreibung des natürlichen Verlaufs (Spontanverlaufes) von
  Erkrankungen

- Beurteilung der Wirksamkeit und der Effizienz von medikamentöser
  Therapie, Präventionsmaßnahmen und medizinischen, rehabilitativen
  und psychosozialen Versorgungsmaßnahmen."
  (Stark/ Guggenmoos-Holzmann (†) 2003: 394)

„Die Sozialepidemiologie verbindet Fragestellungen und Methoden der
medizinischen Forschung (insbesondere der Epidemiologie) mit sozialen
Aspekten von Krankheit und Gesundheit" (Schneider 2009).

„Die moderne Sozial-Epidemiologie unterscheidet sich grundsätzlich von
der klassischen Seuchenlehre" (Atteslander 2001: 264). Wie bereits
erwähnt, hat sich in der modernen Sozial-Epidemiologie ein
Paradigmenwechsel vollzogen und salutogenetische Fragestellungen
treten in den Vordergrund. Wie Atteslander ausführt, vollzieht sich eine
Neuorientierung im Gegensatz zur klinischen Epidemiologie zumindest in

5 Bereichen:

1. Erfassung von Gesundheitsstörungen in Risikogruppen, ausgehend von der Verteilung spezifischer Krankheiten

2. Begründung der gesellschaftlichen Ursachen für das Auftreten von spezifischen Krankheiten

3. Vergleich der Bevölkerungsgruppen untereinander oder in Bezug auf die Gesamtbevölkerung hinsichtlich des Auftretens von Risikofaktoren

4. Untersuchung des Verlaufs, sowie den sozialen und volkswirtschaftlichen Folgen von Gesundheitsstörungen

5. Sozial-Epidemiologie ist nicht nur Grundlage der Prävention, sondern wird immer mehr ein wesentlicher Teil gesundheitspolitischer Maßnahmen überhaupt

(vgl. Atteslander 2001: 264)

3.3 Anwendungsgebiete der Epidemiologie

„Epidemiologische Methoden und Definitionen kommen zur Anwendung, sobald gesundheitliche Fragestellungen mit Bevölkerungs- oder Gruppenbezug bearbeitet werden" (Brand et al. 2006: 263). Die epidemiologische Forschung kann in folgende Anwendungsbereiche unterteilt werden:

3.3.1 Deskriptive Epidemiologie

Die deskriptive Epidemiologie beschreibt das Auftreten von Krankheiten in einer bestimmten Bevölkerung im Zusammenhang mit sozio-demografischen Variablen wie Alter, Geschlecht, Beruf oder Umwelt. Die deskriptive Epidemiologie ist die Voraussetzung der analytischen Epidemiologie (vgl. Kuhn 2004: 4).

3.3.2 Analytische Epidemiologie

Die analytische Epidemiologie bezieht sich auf die Hintergründe der
Erkrankungen. Dabei steht im Zentrum die Frage nach Ursache und
Wirkung. Aufbauend auf der Analyse von Daten, die die deskriptive
Epidemiologie geliefert hat, werden Hypothesen entwickelt und geprüft
(vgl. Kuhn 2004: 4).

4 Gesundheitsberichterstattung (GBE)

Nach langjährigen epidemiologischen Forschungen kamen viele Studien
zu dem Ergebnis, dass das Morbiditäts- und Mortalitätsrisiko in
Bevölkerungsschichten mit einem niedrigen sozialen Status ausgeprägter
ist als in anderen Schichten. Aufgabe des Sozialstaates ist es, die
Ungleichverteilung dieser Risiken durch geeignete soziale Maßnahmen
auszugleichen. Bereits 1883 wurde mit der Einführung der
Sozialversicherung durch Bismarck der Grundstein zur Bekämpfung dieser
Ungleichheit gelegt. Obwohl 2004 „[d]er Anteil der Gesundheitsausgaben
am Bruttoinlandsprodukt (BIP) .. in Deutschland bei 10,6% [lag]" (Böhm et
al. 2006: 5), ist es Deutschland nicht gelungen, diese Unterschiede zu
überwinden, z. T. verstärken sich diese noch (vgl. Müller/ Hebel 2000:
223). Die Gesundheitsberichterstattung soll zu einer Verbesserung der
gesundheitlichen Lage der Bevölkerung beitragen. (vgl. Brand et al. 2006:
264). Sie kann insbesondere die sozial bedingte Morbidität und Mortalität
beschreiben und Orientierungspunkte sowie nachhaltige Lösungsansätze
bieten.

4.1 Aufgaben der GBE

Hauptaufgabe der Gesundheitsberichterstattung ist das Sammeln und
Bewerten von Daten und Informationen, die für die Gesundheit der
Bevölkerung, das Gesundheitswesen und die für die Gesundheitssituation
beeinflussenden Lebens- und Umweltbedingungen bedeutsam sind.

4.2   Bedeutung der Epidemiologie für die GBE

Die Gesundheitsberichterstattung berücksichtigt geschlechts- und migrantenspezifische, regionale sowie zeitliche Besonderheiten. Als Informationsquellen dienen ihr Medizinalstatistiken, die Epidemiologie und die gesundheitswissenschaftliche Forschung (vgl. Statistisches Bundesamt, 2009a).

5   Soziale und gesundheitliche Ungleichheit

Ein Zusammenhang zwischen Gesundheit einerseits und sozioöko-nomischen Status andererseits wurde durch verschiedene Arbeiten bewiesen (vgl. Mielck/ Helmert 2006: 603; Jungbauer-Gans/ Kriwy 2004: 12). Hierbei wurde insbesondere ein niedriger sozialer Status als gesundheitsschädlich identifiziert. Mielck formuliert folgendes Ziel: „Alle Menschen sollen unabhängig von Ausbildung, beruflichen Status und/oder Einkommen die gleiche Chance erhalten gesund zu bleiben bzw. zu werden" (Mielck 2000: 11). Die gilt in besonderem Maße für Kinder und Jugendliche, die in Haushalten leben, die den niedrigeren sozialen Schichten angehören. Denn sie haben schlechtere Gesundheitschancen als Kinder und Jugendliche aus höheren sozialen Schichten.

5.1   Gesundheitliche Ungleichheit

Gesundheitliche Ungleichheit wird als ungerecht empfundene soziale Unterschiede im Gesundheitszustand definiert. Zur Beschreibung der gesundheitlichen Ungleichheit werden im englischen Sprachraum zwei Begriffe unterschieden. Zum einen der Begriff health inequality, zum anderen der Begriff health inequity. „'Health inequality' ist der allgemeine Begriff, der alle sozialen Unterschiede im Gesundheitszustand umfasst" (Mielck/ Helmert 2006: 603). Zur Beschreibung der ungerechten oder unfairen sozialen Unterschiede wird der normativ, wertende Begriff 'health inequity' verwendet (vgl. Mielck/ Helmert 2006: 603).

5.2   Soziale Ungleichheit

Bei der sozialen Ungleichheit unterscheidet man zwei Ebenen. Zum einen
die vertikale Ungleichheit. Diese Ebene umfasst alle Merkmale, die den
sozialen Status einer Person innerhalb der Gesellschaft angibt.
Insbesondere sind dies die Bildung, die berufliche Stellung und das
Einkommen einer Person, die eine Einordung in eine hierarchische Skala
ermöglicht. Zum anderen spricht man von der horizontalen Ungleichheit.
Hier werden Merkmale wie Alter, Geschlecht, Nationalität, Familienstand,
Zahl der Kinder, etc. erfasst und in Beziehung gesetzt. Die horizontale
Ungleichheit zieht sich quer durch die vertikal ungleichen Schichten (vgl.
Mielck/ Helmert 2006: 604).

5.3   Zusammenhang zwischen sozialer und gesundheitlicher
Ungleichheit

Elkeles und Mielck entwickelten 1997, dass in *Abbildung 1* gezeigte
Modell, um gesundheitliche Ungleichheit zu erklären. Eine zentrale
Aussage in ihrem Modell ist die Bilanz aus gesundheitlicher Belastung und
Bewältigungsressource. Es beschreibt somit die Höhe der
gesundheitlichen Belastung und welche Möglichkeiten des Ausgleichs
bestehen. Die zweite Aussage ist, dass diese Bilanz das
Gesundheitsverhalten und auch die Art der gesundheitlichen Versorgung
beeinflusst, insbesondere den Zugang zu Gesundheitsleistungen.
Weiterhin ist in diesem Modell die Möglichkeit der gesundheitsbedingten
sozialen Mobilität gut dargestellt. Ein sozialer Abstieg ist bei Kranken
wahrscheinlicher als bei Gesunden (vgl. Mielck/ Helmert 2006: 619).
Klocke weist allerdings in seiner Arbeit darauf hin, „... dass soziale
Ungleichheit nicht unmittelbar zu gesundheitlicher Ungleichheit führt"
(Klocke 2004: 85). Klocke führt weiter aus, dass auch andere Faktoren wie
die biogenetische Disposition, soziale Ressourcen wie Familie,
Nachbarschaft oder ähnliche soziale Verflechtungen, Temperament und
Lebenslust ganz wesentlich die Wirkung sozialer Ungleichheit auf die
Gesundheit eines Menschen beeinflussen (vgl. Klocke 2004: 85).

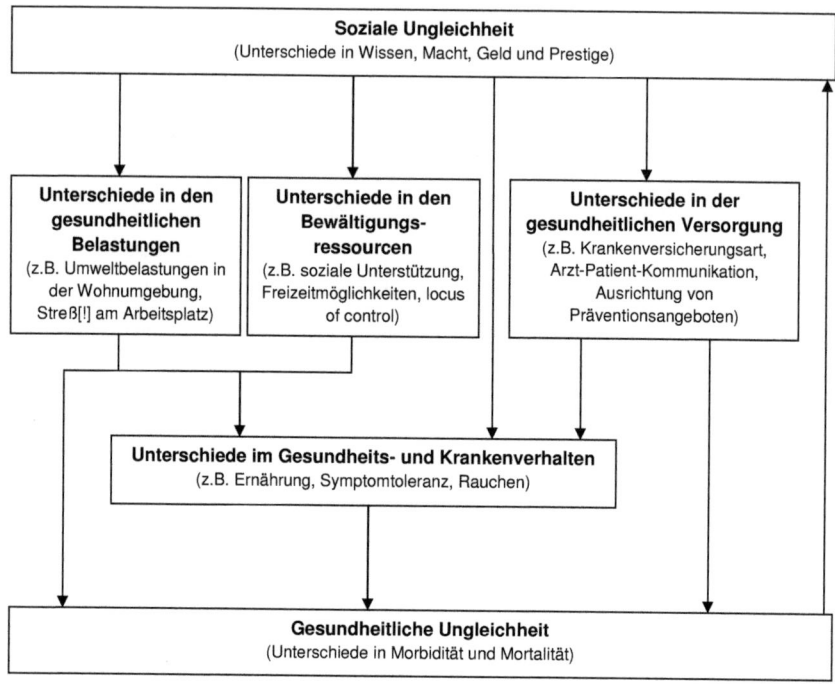

Abbildung 1: Modell zur Erklärung gesundheitlicher Ungleichheit, modifiziert nach Elkeles und Mielck [1997] in (Bolte 2000: 4)

6   Armut von Kindern und Jugendlichen in Deutschland

„In Deutschland definiert man Armut in der Regel als ´relative´ Armut, bemessen am gesellschaftlichen Durchschnitt" (Jungbauer-Gans/ Kriwy 2004: 10). Wie in Tabelle 1 ersichtlich, sind Haushalte, die über weniger als 60% des mittleren Äquivalenzeinkommens verfügen, einem erhöhten Armutsrisiko ausgesetzt. „Im Jahr 2002 waren 13-20% der unter 18-Jährigen in den alten und 15-17% in den neuen Bundesländern durch Armut bedroht" (Klocke/ Lampert 2005: 9).

Früher wurden hauptsächlich die Auswirkungen von sozialer und gesundheitlicher Ungleichheit der erwerbstätigen Bevölkerung untersucht, vor allem im Hinblick auf die Erhaltung bzw. Wiederherstellung der Arbeitskraft. Kinderarmut wurde nicht untersucht, da man sich daraus keinen volkswirtschaftlichen Nutzen versprach. Heute herrscht jedoch Einigkeit, dass die Auswirkungen von Kinderarmut schon früh den Grundstein für die Entwicklung von Gesundheitschancen bzw. -ressourcen im weiteren Lebenslauf legen (vgl. Lampert/ Schenk 2004: 59-60).

6.1   Mortalität

Da für Deutschland keine verlässlichen Aussagen über die differenzielle Sterblichkeit im Kindes- und Jugendalter gemacht werden, soll an dieser Stelle darauf nicht näher eingegangen werden. Studien aus den USA, England und Schweden „... sprechen dafür, dass Todesfälle im Kindesalter mit dem Sozialstatus der Eltern assoziiert sind ..." (Lampert et. al. 2007: 98-99).

6.2   Morbidität

Aussagen zur Morbidität im Kindes- und Jugendalter sind lückenhaft, regional beschränkt, nicht übertragbar, oder veraltet. Mit den Daten des Kinder- und Jugendsurveys (KiGGS) können nun Antworten, die die Morbidität in der Altersgruppe von 0 - 18 Jahren betrifft, gefunden werden.

Gerade ein vermehrtes Auftreten von Zahnkrankheiten, Infektionen, Kopf- und Rückenschmerzen sind zu beobachten. Die Verwicklung in Verkehrsunfälle ist bei Kindern- und Jugendlichen aus unteren sozialen Schichten erhöht. Zudem leiden sie häufiger an Adipositas, chronischen Erkrankungen oder Behinderungen. In dieser Gruppe treten außerdem vermehrt psychische Probleme wie Nervosität, Schlafstörungen oder geringes Selbstwertgefühl auf (vgl. Jungbauer-Gans/ Kriwy 2004: 14). Hierzu sollen im folgendem einige wichtige Themenkomplexe aufgeführt werden, die diese Aussagen untermauern.

6.2.1 Zahn und Mundhygiene

Die Daten der Mundgesundheitsstudie von 1997 sind in *Tabelle 2* dargestellt. Es ist zu erkennen, dass die Kariesprävalenz mit sinkendem Bildungsniveau ansteigt. Außerdem konnte diese Studie feststellen,

„... dass bei Kindern schwere Formen wie Gingivitis (Zahnfleischentzündungen) und andere Paradontalerkrankungen mit einem niedrigen Bildungsniveau assoziiert sind"
(Klocke/ Lampert 2005: 13).

Kariesbefall	Sonderschule	Hauptschule	Realschule	Gesamtschule	Gymnasium
DMFT = 0	28,0	35,9	36,0	39,3	54,2
DMFT 1 - 2	24,0	31,2	31,4	23,2	25,6
DMF > 2	48,0	32,9	32,6	37,5	20,2

[a] DMF-Index = Anzahl der kariös zerstörten (Decayed), wegen Kariesbefall entfernten (Missing) oder gefüllten (Filed) Zähne (Teeth).

Tabelle 2: Kariesbefall[a] bei 12-Jährigen Jungen und Mädchen nach besuchter Schulform, Angaben in Prozent. Quelle: Deutsche Mundgesundheitsstudie 1997, zitiert nach Klocke/ Lampert 2005: 13).

6.2.2 Subjektive Gesundheit und Beschwerden

In *Tabelle 3* sind die Daten der WHO koordinierten Studie Health Behaviour in School-aged Children (HBSC) zusammengefasst. Das psychosoziale Wohlbefinden von Jugendlichen hängt eng mit dem sozialen Status zusammen. „In Armut aufwachsende Jugendliche weisen demnach verstärkt gesundheitliche Beeinträchtigungen und Beschwerden auf" (Klocke/ Lampert 2005: 14).

Gesundheitsprobleme	Jungen			Mädchen		
	Armutsgruppe	Übrige	Odds-Ratio[a]	Armutsgruppe	Übrige	Odds-Ratio[a]
Gesundheitszustand einigermaßen/ schlecht	15	11	1,5*	20	17	n.s.
Selbstbewusstsein selten/ nie	23	20	n.s.	33	29	n.s.
Einsamkeit sehr/ ziemlich oft	13	8	1,6*	17	13	n.s.
Fühle mich allgemein schlecht öfters in der Woche	7	3	2,4*	10	6	1,7*
Schlafstörungen öfters in der Woche	17	13	1,4*	21	16	1,4*
Kopfschmerzen öfters in der Woche	11	7	1,5*	19	16	1,3*
Magenschmerzen öfters in der Woche	7	3	2,2*	15	10	1,6*

[a] Die Odds Ratios geben an, um welchen Faktor das Risiko in der Armutsgruppe gegenüber der nicht-armen Vergleichsgruppe erhöht ist, dass die Jugendlichen die betrachteten gesundheitlichen Beeinträchtigungen aufweisen

* Zusammenhänge sind signifikant (p < 0,05)

n.s. Zusammenhänge sind nicht signifikant

Tabelle 3: Gesundheitsprobleme von 11- bis 15-Jährigen Jugendlichen nach Armutsbetroffenheit, Angaben in Prozent (gerundet). Quelle: (HBSC-Studie 2002; Daten für NRW, Hessen, Sachsen und Berlin (N=5.650), zitiert nach Klocke/ Lampert 2005: 14).

Es anzunehmen, dass bekannte Reaktionsmuster auf Armut bei Erwachsenen, wie Rückzug, Isolation und Einsamkeit bereits im Kindes- und Jugendalter von Bedeutung sind. Signifikante Unterschiede zeigen sich beim allgemeinen Wohlbefinden. Es ist zu erkennen, dass sich Jungen aus der Armutsgruppe 2,4-mal und Mädchen 1,7-mal häufiger schlecht fühlen als Gleichaltrige aus ökonomisch besser gestellten Familien.

6.2.3 Umwelt und Unfallgefahren

Unfälle sind die häufigste Todesursache im Kindes- und Schulalter, die zweithäufigste Ursache für Krankenhauseinweisungen im Kleinkindalter, sowie die häufigste Ursache im Schulalter (*Tabelle 4*). Kinder und Jugendliche, die in Armut aufwachsen haben ein erhöhtes Unfallrisiko. Dies wurde durch die Brandenburger Einschulungsunter- suchungen bestätigt. „Im Jahr 2000 hatten allein 15,4% der Einschulungskinder einen Unfall erlitten (Lebenszeitprävalenz)" (Ellsäßer et al. 2002: 253). Das Vorkommen von Verkehrsunfällen und Verbrennung war bei Kindern von Eltern aus sozial niedrigen Schichten fast doppelt so hoch (vgl. Klocke/ Lampert 2005: 13). Erklärt wird dies unter anderem mit den schlechten Wohnbedingungen in Großstädten und einem relativ weiten Weg zu geeigneten Spielplätzen. Auf dem Weg seien die Kinder größeren Gefahren ausgesetzt.

Unfälle	1998	1999	2000
	N = 16.266	N = 13.548	N = 12.228
Jungen	15,8	16,1	16,2
Mädchen	12,6	12,6	13,8

Tabelle 4: Schwerwiegende Unfälle bei Kindern bis zur Einschulung 1998 - 2000. Angaben in Prozent. Quelle: Brandenburger Einschulungsuntersuchung 1998 - 2000, zitiert nach Ellsäßer et al. 2002: 253).

6.3   Gesundheitsverhalten

Gesundheitsverhalten bezeichnet alle Verhaltensweisen, die für die
Gesundheit als förderlich, riskant oder schädlich bewertet werden können.
Der Mensch kann durch sein Verhalten Einfluss auf seine Gesundheit
nehmen. Er kann seine Gesundheit positiv, wie negativ beeinflussen (vgl.
Troschke 2006: 529).

6.3.1   Bildung

Neben den Lebensumständen und den Einstellungen ist Bildung der
wichtigste Einflussfaktor auf die Gesundheit. Dass Menschen aus sozial
niedrigen Schichten ein höheres Risiko haben, ernsthaft zu erkranken als
Menschen aus höheren Schichten, wurde bereits wissenschaftlich
bewiesen. Ein schlechtes Bildungsniveau scheint ebenfalls Einfluss auf
die Gesundheit zu haben. Als Erklärung für diesen Zusammenhang führen
Winkleby et al. folgende Faktoren an:
Das im unterschiedlichen Maß angeeignete Wissen über die Bewertung
von Gesundheit und präventivem Verhalten ist in den sozial niedrigeren
Schichten nicht so ausgeprägt wie in den sozial höheren Schichten.
Außerdem ist der Lebensstil allgemein gesundheitsschädigender und die
Problemlösungskompetenz nicht ausgeprägt genug. Die Einbindung in
soziale Netzwerke ist eher negativ und die ökonomischen Fähigkeiten sind
schlecht ausgebildet. (vgl. Winkleby et al. 1992a, zitiert nach Slope 2001:
23).

Diese gesundheitsschädlichen Verhaltensmuster entstehen bereits im
Jugendalter und ziehen sich durch den gesamten Lebenslauf. Daher
stehen Jugendliche im Fokus sozialisatorischer Gesundheitsmaßnahmen,
die man früher als Gesundheitserziehung bezeichnete. *Tabelle 5*
verdeutlicht die Auswirkung von Armut auf einzelne Verhaltensweisen.
Hier ist zu erkennen, dass sich Jugendliche aus sozial schlechter
gestellten Haushalten vermehrt gesundheitsriskant verhalten
(vgl. Klocke/ Lampert 2005: 15).

6.3.2 Alkohol und Zigaretten

Der Konsum von Alkohol und Zigaretten, Bewegungsmangel und falsche
Ernährung schädigen die Gesundheit.

Gesundheits-verhaltensmuster	Jungen			Mädchen		
	Armutsgruppe	Übrige	Odds-Ratio[a]	Armutsgruppe	Übrige	Odds-Ratio[a]
Zigaretten rauchen täglich	14	11	n.s.	13	12	n.s.
Alkohol trinken täglich	3	3	n.s.	2	1	n.s.
Zähneputzen selten/ nie	4	2	2,4*	1	0	4,8*
Sport kein mal in der letzten Woche	4	3	1,5*	6	3	2,0*
TV-Video Konsum > 4 Std. an Schultagen	32	21	1,8*	28	15	2,2*
Obst/ Früchte selten/ nie	15	10	1,6*	11	6	1,7*
Gemüse/ Salat selten/ nie	18	14	1,3*	13	8	1,7*
Cola/ Süssgetränke täglich	42	33	1,5*	35	23	1,8*
Frühstück an Schultagen nie	22	13	1,8*	22	18	1,3*

[a] Die Odds Ratios geben an, um welchen Faktor das Risiko in der Armutsgruppe gegenüber der nicht-armen Vergleichsgruppe erhöht ist, dass die Jugendlichen die betrachteten gesundheitlichen Beeinträchtigungen aufweisen

* Zusammenhänge sind signifikant (p < 0,05)

n.s. Zusammenhänge sind nicht signifikant

Tabelle 5: Gesundheitsverhalten von 11- bis 15-Jährigen Jugendlichen nach Armutsbetroffenheit, Angaben in Prozent (gerundet). Quelle: (HBSC-Studie 2002; Daten für NRW, Hessen, Sachsen und Berlin (N=5.650), zitiert nach Klocke/ Lampert 2005: 15).

Bereits 12,8% Mädchen und 21,8% der Jungen konsumieren regelmäßig, also mindestens 1x pro Woche Alkohol. Hierbei konnte allerdings nur ein marginaler Zusammenhang zwischen Schichtzugehörigkeit und Konsumverhalten nachgewiesen werden (vgl. Bundesministerium für Familie, Senioren, Frauen und Jugend, 2009: 125). Beim Rauchen zeigen sich Unterschiede im Zusammenhang mit dem Sozialstatus nur für Mädchen. Während das Rauchverhalten bei männlichen Jugendlichen nicht signifikant mit dem Sozialstatus korreliert, rauchen weibliche Jugendliche häufiger in niedrigen sozialen Statusgruppen (vgl. Bundesministerium für Familie, Senioren, Frauen und Jugend, 2009: 123).

6.3.3 Ernährung

Ernährungsgewohnheiten von Kindern und Jugendlichen müssen vor dem Hintergrund der Fastfood Kultur betrachtet werden. Diese ungesunde Form der Ernährung trägt zusammen mit Bewegungsmangel zur Entstehung von Wohlstandkrankheiten der Industrieländer, wie Übergewicht, Diabetes und Bluthochdruck bei. Diese Fehlernährung im Kinder- und Jugendalter ist wie in *Tabelle 5* aufgeführt signifikant in der Armutsgruppe erhöht. Somit muss für die Angehörigen der Armutsgruppe von einem erhöhten Morbiditätsrisiko ausgegangen werden (vgl. Klocke/ Lampert 2005, 17).

7   Fazit

Armut in Deutschland wirkt sich unmittelbar auf die Gesundheit von Kindern und Jugendlichen aus (*Abbildung 2*).Gerade langfristige Armut führt zu einer Benachteiligung bei der Wohnsituation, den Bildungschancen und den Freizeitmöglichkeiten. Die schlechte Bildung der Eltern, häufige Arbeitslosigkeit, daraus entstehende Armut, der Konsum von Rausch- und Suchtmitteln prägen die Heranwachsenden in ihrem sozialen Umfeld. Dadurch verschlechtert sich ihr Wohlbefinden. Die zu Hause erlernten Verhaltensweisen begünstigen die Entstehung von chronischen Krankheiten im Erwachsenenalter.

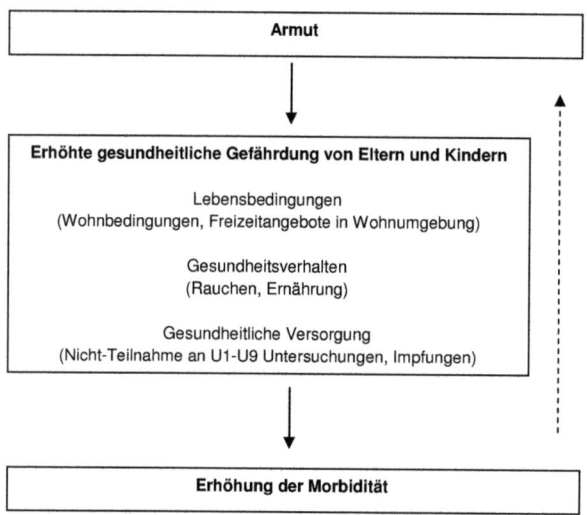

Abbildung 2: Mögliche Einflussbeziehungen zwischen Armut und Krankheit im Kindes- und Jugendalter. Quelle: Mielck 2001: 252).

Diesen Teufelskreis gilt es zu durchbrechen und die sozialökologischen Rahmenbedingungen und Ressourcen der Heranwachsenden zu stärken. Reformen in der Familien-, Bildungs- und Gesundheitspolitik sind zwingend erforderlich.

Erste Schritte wurden bereits eingeleitet, wie der nationale Aktionsplan für ein kindgerechtes Deutschland. Die Aufklärung und Gesundheitsförderung in Schulen muss weiter ausgebaut werden. Dazu gehört auch eine gesunde Ernährung in den Schulen. Diese Form der Ernährung sollte schon in der Kindertagesstätte beginnen. Außerdem müssen mehr Kindertagesplätze geschaffen werden. Dadurch soll alleinerziehenden Müttern, oder beiden Elternteilen die Möglichkeit geben werden, einer Erwerbstätigkeit nachzugehen, um Armut effektiv vorzubeugen. Natürlich steht hier auch die Beschäftigungspolitik im Zentrum des Interesses.

„Kinder sind unsere Zukunft" oder „Familienpolitik ist Zukunftspolitik".
Diese Slogans schreibt sich die derzeitige Bundesregierung auf ihre
Fahne und feiert die Erhöhung von Kindergeld und -freibetrag. Näher
betrachtet haben die Familien aber weniger in der Tasche. Die letzte
Erhöhung des Kindergeldes erfolgte 2002. Seitdem sind die
Lebenshaltungskosten um 12% gestiegen. Im Gegensatz dazu bringt die
Erhöhung des Kindergeldes 2009 von € 154,- auf € 164,- nur eine
Steigerung von 6,5% (vgl. Statistisches Bundesamt 2009b: 3).

Es wird aber mehr brauchen als markante Sprüche, um der steigenden
Jugendarmut Einhalt zu gebieten. Deutschland hat das Problem erkannt
und erste Schritte in Form von Reformen eingeleitet. Es ist noch ein weiter
Weg zu gehen und Patentlösungen gibt es leider nicht.

8   Quellenverzeichnis

Atteslander, P. (2001): Methodische Herausforderungen der Sozial-
Epidemiologie aus Sicht der empirischen Sozialforschung. In:
Mielck, A.; Bloomfield, K. (Hrsg.): Sozial-Epidemiologie. Eine
Einführung in die Grundlagen, Ergebnisse und Umsetzungs-
möglichkeiten. Weinheim u.a.: Juventa: 264 - 276.

Bolte, G. (2000): Soziale Ungleichheit und Gesundheit von Kindern.
Über den Zusammenhang von Indikatoren der sozialen Lage mit
immunologischen Parametern und respiratorischen Erkrankungen
am Beispiel einer umweltepidemiologischen Studie. Regensburg:
Roderer.

Böhm, K. et al. (2006): Gesundheit. Ausgaben, Krankheitskosten und
Personal 2004. Wiesbaden: Statistisches Bundesamt. Online im
Internet: „URL: http://www.destatis.de/jetspeed/portal/cms/Sites/
destatis/Internet/ DE/Presse/pk/2006/Gesundheit/
Pressebroschuere,property=file.pdf [Stand: 18.07.2009]".

Brand, A. et al. (2006): Epidemiologische Verfahren in den
Gesundheitswissenschaften. In: Hurrelmann, K. et al. (Hrsg.):
Handbuch Gesundheitswissenschaften. Weinheim u.a.: Juventa:
255 - 300.

Bundesministerium für Familie, Senioren, Frauen und Jugend (2009):
Bericht über die Lebenssituation junger Menschen und die
Leistungen der Kinder- und Jugendhilfe in Deutschland. 13. Kinder-
und Jugendbericht. Berlin: BMFSFJ. Online im Internet: „URL:
http://dip21.bundestag.de/dip21/btd/16/128/1612860.pdf
[Stand: 04.08.2009]".

Elsässer, G. (2002): Soziale Ungleichheit und Gesundheit bei Kindern.
Ergebnisse und Konsequenzen aus den Brandenburger
Einschulungsuntersuchungen. In: Kinderärztliche Praxis 2002/ 73:
248 - 257.

Jungbauer-Gans, M.; Kriwy P. (2004): Ungleichheit und Gesundheit von
Kindern und Jugendlichen. In: Jungbauer-Gans, M.; Kriwy P.
(Hrsg.): Soziale Benachteiligung und Gesundheit. 1., Aufl.,
Wiesbaden: VS Verl. f. Sozialwissenschaften: 9 - 23.

Klocke, A. (2004): Soziales Kapital als Ressource für Gesundheit im Jugendalter. In: Jungbauer-Gans, M.; Kriwy, P. (Hrsg.): Soziale Benachteiligung und Gesundheit bei Kindern und Jugendlichen. 1., Aufl., Wiesbaden: VS Verl. f. Sozialwissenschaften: 85 - 96.

Klocke, A.; Lampert, T. (2005): Armut bei Kindern und Jugendlichen. überarb. Neuaufl., Gesundheitsberichterstattung des Bundes, Heft 4. Berlin: Robert Koch-Institut.

Kuhn, J. et al. (2004): Epidemiologie und Gesundheitsberichterstattung. Begriffe, Methoden, Beispiele. Handlungshilfe, GBE-Praxis 2. Erlangen: Bayrisches Landesamt für Gesundheit u. Lebensmittelsicherheit. Online im Internet: „URL: http://www.lgl.bayern.de/gesundheit/ doc/gbe/handlungshilfe_2.pdf [Stand: 18.07.2009]".

Lampert, T.; Schnek, L. (2004): Gesundheitliche Konsequenzen des Aufwachsens in Armut und sozialer Benachteiligung. Konzeptionelle und analytische Zugänge des bundeweiten Kinder- und Jugendgesundheitssurveys (KiGGS). In: Jungbauer-Gans, M.; Kriwy P. (Hrsg.): Soziale Benachteiligung und Gesundheit. 1., Aufl., Wiesbaden: VS Verl. f. Sozialwissenschaften: 57 - 83.

Lampert, T. et al. (2007): Armut, soziale Ungleichheit und Gesundheit. Expertise des Robert Koch-Instituts zum 2. Armuts- und Reichtumsbericht der Bundesregierung. Geänd. Nachdr., Berlin: Robert Koch-Institut.

Mielck, A. (2000): Soziale Ungleichheit und Gesundheit. Empirische Ergebnisse, Erklärungsansätze, Interventionsmöglichkeiten. 1., Aufl., Bern: Huber.

Mielck, A. (2001): Armut und Gesundheit bei Kindern und Jugendlichen. Ergebnisse der sozial-epidemiologischen Forschung in Deutschland. In: Klocke, A.; Hurrelmann, K. (Hrsg.): Kinder und Jugendliche in Armut. Umfang, Auswirkungen und Konsequenzen. 2., vollst. überarb. Aufl., Wiesbaden: Westdt. Verl.: 230-253.

Mielck, A.; Helmert, U. (2006): Soziale Ungleichheit und Gesundheit. In: Hurrelmann, K. et al. (Hrsg.): Handbuch Gesundheitswissen- schaften. Weinheim u.a.: Juventa: 603 - 623.

Müller, H.; Hebel, D. (2000): Gesundheitsberichterstattung und GKE-Daten. Exemplarische Ergebnisse und Stellenwert innerhalb einer Konzeption zur systemischen Analyse von Routinedaten der GKV. In: Helmert, U. et al. (Hrsg.): Müssen Arme früher sterben? Soziale Ungleichheit und Gesundheit in Deutschland. Weinheim u.a.: Juventa: 223 - 242.

Nullmeier, F. (2003): Sozialstaat. In: Andersen, U.; Woyke, W. (Hrsg.): Handwörterbuch des politischen Systems der Bundesrepublik Deutschland. 5., überarb. u. aktual. Aufl., Opladen: Leske + Budrich: 568 - 572.

Porta, M. et al. (Eds.) (2008): A Dictionary of Epidemiology. International Epidemiological Association. 5th, Edition. Oxford: Oxford University Press.

Schneider, S. (2009): Sozialepidemiologie. Online im Internet: „URL: http://www.sozialepidemiologie.de/ [Stand: 18.07.2009]".

Slope, S. (2001): Schulbildung/ berufliche Ausbildung und Gesundheits-zustand. In: Mielck, A.; Bloomfield, K. (Hrsg.): Sozial-Epidemiologie. Eine Einführung in die Grundlagen, Ergebnisse und Umsetzungs-möglichkeiten. Weinheim u.a.: Juventa: 17 - 27.

Stark, K.; Guggenmoos-Holzmann, I. (2003): Wissenschaftliche Ergebnisse deuten und nutzen. In: Schwartz, W. et al. (Hrsg.): Das Public-Health-Buch. 2., neu bearb. u. erw. Aufl., München: Urban: 393 - 417.

Statistisches Bundesamt (2009a): Die Gesundheitsberichterstattung des Bundes - was sie bietet. Bonn: Statistisches Bundesamt. Online im Internet: „URL: http://www.gbe-bund.de/gbe10/ isgbe.prc_was_ist_gbe?p_uid=gast&p_aid=7000710&p_sprache=D [Stand: 09.08.09]".

Statistisches Bundesamt (2009b): Preise. Verbraucherpreisindizies für Deutschland. Lange Reihen ab 1948. Wiesbaden: Statistisches Bundesamt. Online im Internet: „URL: https://www-ec.destatis.de/csp/shop/sfg/bpm.html.cms.cBroker.cls?CSPCHD =00100001000042tyokV8000000mhOlCwSe31jQ0Z57fyvZUw-- &cmspath=,struktur,vollanzeige.csp&ID=1024355 [Stand: 13.08.09]".

Troschke, J. v.: Gesundheits- und Krankheitsverhalten. In: Hurrelmann, K. et al. (Hrsg.): Handbuch Gesundheitswissenschaften. Weinheim u.a.: Juventa: 529 - 559.

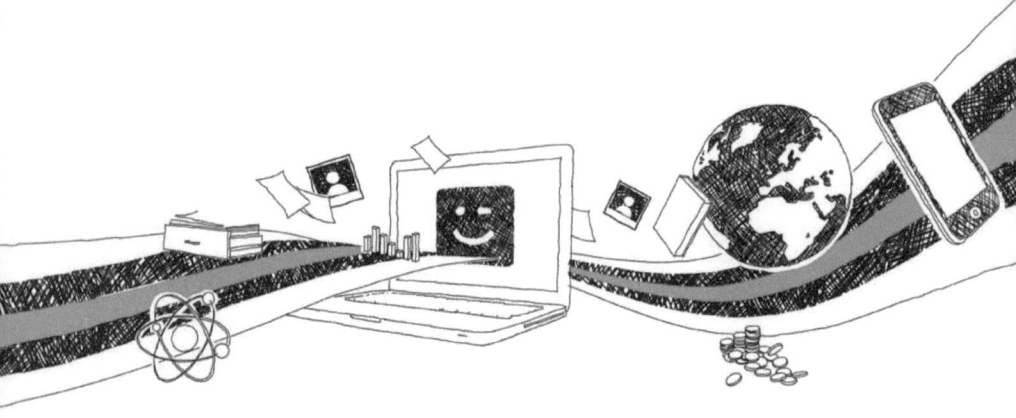
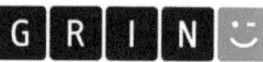